BEI GRIN MACHT SICH IHR WISSEN BEZAHLT

- Wir veröffentlichen Ihre Hausarbeit,
  Bachelor- und Masterarbeit

- Ihr eigenes eBook und Buch -
  weltweit in allen wichtigen Shops

- Verdienen Sie an jedem Verkauf

Jetzt bei www.GRIN.com hochladen und kostenlos publizieren

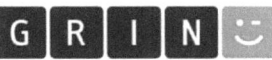

Bibliografische Information der Deutschen Nationalbibliothek:

Die Deutsche Bibliothek verzeichnet diese Publikation in der Deutschen National-bibliografie; detaillierte bibliografische Daten sind im Internet über http://dnb.d-nb.de/ abrufbar.

Impressum:

Copyright © 2017 GRIN Verlag, Open Publishing GmbH
Druck und Bindung: Books on Demand GmbH, Norderstedt Germany
ISBN: 9783668526440

Dieses Buch bei GRIN:

http://www.grin.com/de/e-book/375415/betriebliches-gesundheitsmanagement-in-deutschen-unternehmen-eine-ausfuehrung

Lars Zimmermann

Betriebliches Gesundheitsmanagement in deutschen Unternehmen. Eine Ausführung vor dem Hintergrund des demografischen Wandels

GRIN Verlag

GRIN - Your knowledge has value

Der GRIN Verlag publiziert seit 1998 wissenschaftliche Arbeiten von Studenten, Hochschullehrern und anderen Akademikern als eBook und gedrucktes Buch. Die Verlagswebsite www.grin.com ist die ideale Plattform zur Veröffentlichung von Hausarbeiten, Abschlussarbeiten, wissenschaftlichen Aufsätzen, Dissertationen und Fachbüchern.

Besuchen Sie uns im Internet:

http://www.grin.com/

http://www.facebook.com/grincom

http://www.twitter.com/grin_com

Wissenschaftliche Arbeit

Betriebliches Gesundheitsmanagement
in deutschen Unternehmen

Erstellt von

Lars Zimmermann

Datum: 10.08.2017

Inhaltsverzeichnis

Tabellenverzeichnis

Abbildungsverzeichnis

1 Einleitung

Die alternde Bevölkerung stellt Politik und Wirtschaft vor große Herausforderungen, vor allem personalpolitisch. Das betriebliche Gesundheitsmanagement soll den sogenannten demografischen Wandel begegnen und sich auf die Gestaltung und Entwicklung betrieblicher Strukturen und Prozesse richten, um Arbeit, Organisation und Verhalten am Arbeitsplatz gesundheitsförderlich zu gestalten. Das Wohl der Mitarbeiter sollte dabei im Vordergrund stehen, denn die Mitarbeiter sind schließlich das Fundament von Unternehmen und erbringen Leistung, Umsatz und sichern dadurch die Wettbewerbsfähigkeit des Unternehmens. Durch die zunehmende Digitalisierung und Automatisierung von Prozessen, Arbeitsabläufen und Organisationsstrukturen ergeben sich häufig neue Formen der Effizienz, die in der Regel von den Mitarbeitern getragen werden. Hierbei können dabei ältere Mitarbeiter schnell an ihre psychischen und physischen Leistungsgrenzen stoßen. Dass die psychische und physische Belastung von Menschen im Alter steigt, ist aufgrund der menschlichen Biologie unumstritten und allgemein bekannt.

Durch das betriebliche Gesundheitsmanagement sollen die Belastungen aller Beschäftigten optimiert und die persönlichen Ressourcen jedes einzelnen gestärkt werden. Dazu werden Rahmenbedingungen, Strukturen und Prozesse entwickeln, so dass die Arbeit und Organisation von Prozessen gesundheitsförderlich gestaltet wird. Die vorliegende Arbeit hat zum Ziel, die Automobilbranche anhand eines ausgesuchten Unternehmens hinsichtlich der Maßnahmen zum Gesundheitsmanagement zu untersuchen und kritisch zu diskutieren, um gegebenenfalls Verbesserungsvorschläge zu erarbeiten.

Die Arbeit gliedert sich in fünf wesentliche Bereiche. Zunächst wird im Kapitel 2 der demografische Wandel mit Daten und Fakten dargestellt, ein zukünftiger Trend aufgezeigt und auf den Wandel in Unternehmen eingegangen. Kapitel 3 beschäftigt sich mit den Auswirkungen des demografischen Wandels hinsichtlich der Mitarbeiterqualifikationen und der Leistungsfähigkeit sowie Gesundheit der Mitarbeiter. Das Kapitel 4 untersucht die Maßnahmen der Automobilbranche zur Begegnung des demografischen Wandels anhand eines ausgesuchten Unternehmens. In Kapitel 5 werden die wesentlichen Maßnahmen diskutiert und Verbesserungsansätze abgeleitet. Im letzten Kapitel erfolgt eine Zusammenfassung der wesentlichen Erkenntnisse der Arbeit sowie ein Ausblick.

2 Demografischer Wandel

Zunächst soll ein gemeinsames Verständnis des Begriffs des „älteren Arbeitnehmers" geschaffen werden. In dieser Arbeit werden unter diesen Begriff all diejenigen Arbeitnehmer zusammengefasst, die älter als 50 Jahre sind. Das Statistische Bundesamt hat den demografischen Wandel bildlich aufgezeigt. Die folgende Abbildung zeigt die Änderungen der Altersstruktur Deutschlands in den Jahren 1910 und 1950. Auf der linken Seite wird die Altersstruktur Deutschlands in dem Jahr 1910 aufgezeigt. Dem gegenüber ist auf der rechten Seite die Altersstruktur von 1950 abgebildet. Die linke Seite gleicht annähernd einer Pyramide. Die breite Masse der Bevölkerung stellen die unter 30-Jährigen dar. Nach oben hin nimmt die Bevölkerungsdichte stetig ab.

2.1 Aktuelle statistische Daten

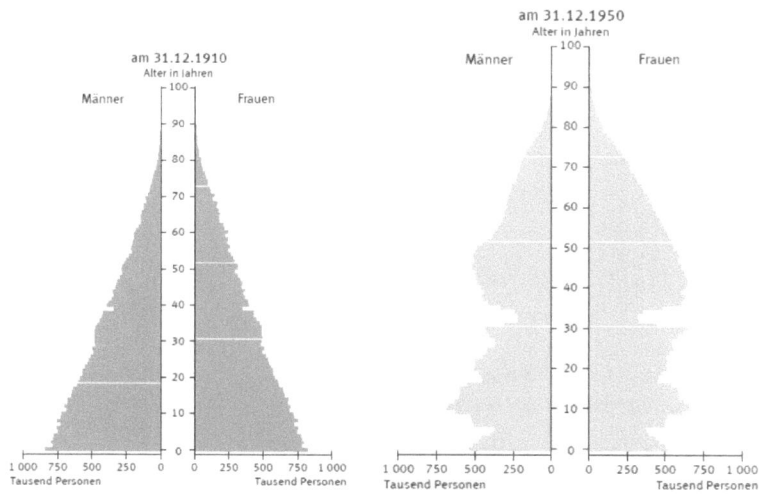

Abbildung 1: Bevölkerungsdichte Deutschlands in den Jahren 1910 und 1950
Quelle: Entnommen aus Statistischen Bundesamt 2009, S. 15.

Auf der rechten Seite ist zu erkennen, dass sich die Altersstruktur im Vergleich zum Jahr 1910 (linke Abbildung) deutlich verändert hat. Die Altersdichte der 30- bis 50-Jährigen ist deutlich angestiegen und es werden auch deutlich weniger Kinder geboren.

2.2 Zukünftiger Trend

In der Abbildung 2 ist die Altersstruktur Deutschlands der Jahre 2008 und 2060 zu erkennen. 2060 stellt eine Prognose dar, die anhand aktueller Daten ermittelt wurde. Wie zu erkennen ist, ändert sich die ursprüngliche Pyramidenform zu einer kegelförmigen Struktur. Das bedeutet, dass zukünftig mehr ältere Menschen in Deutschland leben werden und dass die Geburtenrate weiter sinken wird. Der Altersdurchschnitt verändert sich demzufolge nach oben. Die medizinischen Gegebenheiten sind ein Grund dafür, wieso Menschen älter werden als noch vor ca. 50 Jahren.

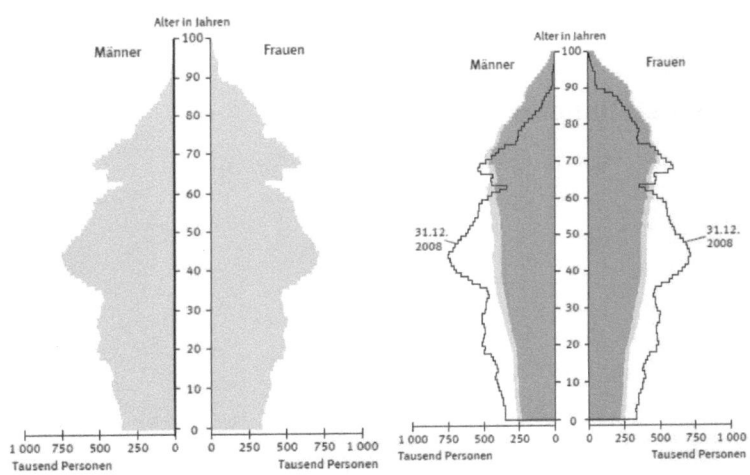

Abbildung 2: Bevölkerungsdichte Deutschlands in den Jahren 1980 und 2060
Quelle: Entnommen aus Statistischen Bundesamt 2009, S. 15.

Der demografische Wandel ist vor allen in der Gesellschaft spürbar. Neue Produkte und Dienstleistungen werden für die älteren Menschen am Markt angeboten. Das liegt daran, da ältere Menschen heutzutage anders konsumieren und aktiver leben als noch vor 30 Jahren. Der Bevölkerungsanteil der über 65-Jährigen liegt heute bei über 21 % im Vergleich zu 15 %

im Jahr 1950.[1] Auch die Politik hat den demografischen Wandel im Blickfeld und weiß, dass der demografische Wandel weiter voranschreitet und Anpassungen an Leben, Umwelt etc. von Nöten sind. In den 1960er Jahre gab es einen Baby-Boom. Eine Frau gebar damals 2,5 Kinder im gebärfähigen Alter[2]. Heute wird die Zahl auf 1,4 Kinder pro Frau angegeben. Im Jahr 2010 wurden 18,4 Millionen gebärfähige Frauen gezählt, hingegen waren es 1997 ca. 19,7 Millionen Frauen. Die Zahl wird laut Statistischen Bundesamt zukünftig weiter abnehmen.[3] Die Sterblichkeitsrate hat sich in den letzten Jahren ebenfalls verändert. Dies liegt unter anderen daran, dass die Sterblichkeitsrate von Säuglingen stark zurückgegangen ist. Der wesentliche Grund dafür ist vor allen die verbesserte medizinische Versorgung. Die Lebenserwartung der Jungen, die 2006 bis 2008 geboren waren, wird auf ca. 77 Jahren berechnet, Mädchen hingegen auf durchschnittlich 82 Jahre. In den Jahren 1871 bis 1881 lag die Lebenserwartung beider Geschlechter bei zirka der Hälfte.[4] Ein weiterer Faktor des demografischen Wandels ist der Wanderungssaldo[5], der in Deutschland bei durchschnittlich 200.000 Personen pro Jahr liegt.[6]

2.3 Wandel in Unternehmen

Auch Unternehmen bekommen den demografischen Wandel zu spüren. In den vergangenen Jahren wurden ältere Arbeitnehmer überwiegend in den Vorruhestand entlassen. Vorhandenes Arbeitskräftepotential blieb somit ungenutzt. Die Erhöhung des Renteneintrittsalters auf 67 Jahre verursacht für Unternehmen eine neue Herausforderung. Sie müssen sich entsprechend auf das ältere Personal einstellen, um die Potentiale nutzen zu können. Die Problematik des demografischen Wandels ist noch nicht bei allen Unternehmen identifiziert worden. So haben laut einer Studie aus dem Jahr 2007 ca. zwei Drittel der deutschen Unternehmen noch keine Maßnahmen zu dieser Problematik definiert und eingeleitet. Unternehmen sollten jedoch

---

[1] Vgl. Althauser et al. 2008, S. 27.
[2] Als *gebärfähig* wird ein Alter zwischen 15 und 49 Jahren angenommen.
[3] Vgl. Statistisches Bundesamt 2009, S. 6.
[4] Vgl. Hauff 2010, S. 111.
[5] Der *Wanderungssaldo* ist die Differenz der Ein- und Auswanderer in einem Land.
[6] Vgl. Hauff 2010, S. 111.

rechtzeitig zum Umdenken angeregt werden, da der Anteil der über 60-jährigen Erwerbstätigen bereits im Jahr 2040 zwischen 250 bis 350 % höher liegen wird als heutzutage.[7]

3 Auswirkungen des demografischen Wandels

Die Personalstrukturen von Unternehmen müssen sich in vielfältiger Weise anpassen. Beispielsweise bei der Nachbesetzung von offenen Stellen, der Einrichtung von altersgerechten Arbeitsplätzen sowie bei Entwicklungs- und Qualitätsmaßnahmen sind Anpassungen notwendig. Durch befristete Arbeitsverträge und die daraus entstehenden Unsicherheiten am Arbeitsplatz haben Mitarbeiter großes Interesse, sich langfristig an Unternehmen zu binden.[8]

3.1 Auswirkungen auf Qualifikationen

Der Begriff Qualifikation „beschreibt im Allgemeinen die Fähigkeit einer Person, eine bestimmte Tätigkeit regelmäßig auf einem gewissen Niveau auszuführen. Mit Qualifikation ist auch gemeint, Herausforderungen zu meistern, die sich durch veränderte Arbeitsverfahren und Arbeitsmethoden ergeben."[9] Statistisch betrachtet haben junge Arbeitnehmer einen höheren schulischen Bildungsstand als ältere. Beispielsweise haben ca. 24 % bis 27 % der älteren Männer einen Fachhoch- oder Hochschulabschluss. Im Vergleich dazu haben ca. 38 % der 25 bis 30-Jährigen einen solchen Abschluss. Bei den Frauen im höheren Alter liegt der Prozentsatz noch wesentlich niedriger als bei den männlichen Personen. Dahingegen haben mehr Frauen im Alter von 25 bis 30 Jahren die Fachhoch- bzw. Hochschulreife erreicht als Männer.[10]

Auch wenn die älteren Arbeitnehmer durchschnittlich einen schlechteren schulischen Abschluss besitzen als die jüngere Generation, können Qualifikationen im Laufe des Erwerbslebens durch verschiedene Maßnahmen vertieft und erweitert werden. Dieses kann auf Grund formaler Bildung geschehen, was den Besuch von Hochschulen und ähnlichem darstellt. Durch nichtformale Bildung, womit Weiterbildungen gemeint sind oder durch die informelle

---

[7] Vgl. Langhoff 2009, S. 28 f.
[8] Vgl. Happe 2007, S. 185.
[9] Vgl. Kerschbaumer et al. 2008, S. 90.
[10] Vgl. Sporket 2011, S. 96 f.

Bildung, wobei es durch Lernen aus Büchern oder von anderen Menschen geht. Im Jahr 2007 haben 34 % der 65-bis 80-Jährigen und 28 Prozent der 55- bis 64-Jährigen angegeben, sich privat informell gebildet zu haben, was die höchsten Stände aller Altersgruppen waren. Bei den 25 bis 34 Jahre alten Personen waren es 23 % und bei den 35 bis 44-Jährigen lag der Prozentsatz lediglich bei 21 %.[11]

Daraus lässt sich schließen, dass zumindest ein Teil der älteren Menschen auch im hohen Alter noch an neuem Wissen interessiert sind. Die Aufgabe für die Personalabteilungen in deutschen Unternehmen besteht nun darin, auch dem älteren Personal die Möglichkeiten zu bieten, sich weiterzubilden.

In deutschen Unternehmen gibt es viele Vorurteile gegenüber älteren Mitarbeitern. Die Unternehmen bauen lieber auf ein verjüngtes Personalmanagement. Selbstverständlich lassen sich bei älteren Menschen einige Defizite beobachten, wie z. B. ein schlechteres Reaktionsvermögen oder ein schlechteres Kurzzeitgedächtnis. Allerdings dürfen die zahlreichen positiven Effekte, die ein Mensch im Laufe seiner Arbeitslaufbahn erlernt, nicht ungeachtet werden. Ältere Arbeitnehmer besitzen jahrelange Erfahrung, sind dem Unternehmen gegenüber loyaler und zuverlässiger.[12] Den Erfahrungsschatz, den ein älterer Arbeitnehmer mitbringt, kann ein gerade ausgelernter Lehrling oder Student mit seinen Qualifikationen nicht ausgleichen.

3.2 Auswirkungen auf Leistung und Gesundheit

Bei Verabschiedung des Bismarck´schen Sozialgesetzes im Jahr 1889 lag das Rentenalter noch bei 70 Jahren, wobei die Lebenserwartung bei den Männern lediglich bei 44 und bei den Frauen bei 48 Jahren lag.[13] Daran ist ersichtlich, dass ein großer Teil der Menschheit das Rentenalter erst gar nicht erreichen konnte. Vorsorgeuntersuchungen, bessere ärztliche Möglichkeiten und der geänderte soziale Wohlstand haben dazu geführt, dass der größte Teil der deutschen Bevölkerung das Rentenalter erreichen und dabei noch sowohl psychisch als auch physisch vital sind.

---

[11] Vgl. Statistisches Bundesamt 2011, S. 30 f.
[12] Vgl. Langhoff 2009, S. 39 ff.
[13] Vgl. Althauser et al. 2008, S. 27.

Doch es gibt noch viele Vorurteile gegenüber den älteren Arbeitnehmern was ihre Leistungsfähigkeit angeht. Dabei muss beachtet werden, dass die Leistungsfähigkeit sich nicht verringert, sondern sich nur verlagert. Dass die älteren Kollegen vor allem körperlich nicht mehr so fit sind, wie ihre jüngeren ist selbstverständlich. Allerdings besitzen die älteren Arbeitnehmer viele Eigenschaften, die die Jungen noch gar nicht haben können, wie beispielsweise die Erfahrungswerte aus dem Beruf, besseres Beurteilungsvermögen und meistens ein höheres Verantwortungsbewusstsein. Auch im Alter sind die Menschen in der Lage neue Sachen zu erlernen und sich weiterzuentwickeln.[14] Allerdings werden Defizite bei älteren Menschen gleich auf das Alter geschoben. Dabei haben junge Menschen ebenfalls öfters Einschränkungen, wie beispielsweise Rückenleiden oder schlechtes Sehvermögen. Diesen Einschränkungen wird allerdings keine große Beachtung geschenkt, sondern mit einer Brille oder ergonomischen Bürostuhl entgegengewirkt. Von einem enormen Leistungsabbau sprechen die Mediziner in der Regel erst ab einem Alter von 80 Jahren, welches für die Menschen und Unternehmen entscheidend wäre.[15]

Früher gab es zahlreiche Modelle, welche davon ausgingen, dass die Leistungsfähigkeit im Alter lediglich abnimmt. Erst in den 90 Jahren wurde ein Modell entwickelt, welches sich mit der fluiden und kristallinen Intelligenz im Altersverlauf beschäftigt. Bei der fluiden Intelligenz spricht man von Tätigkeiten, die das Kurzzeitgedächtnis betreffen und die Aufnahme und Verarbeitung von neuen Informationen. Während es bei der kristallinen Intelligenz um das Erfahrungswissen und Urteilsvermögen, welches sich auf das Langzeitgedächtnis bezieht, handelt. Diese Studien haben erwiesen, dass zwar Eigenschaften der fluiden Leistungen im Altersverlauf nachlassen, allerdings auch die zahlreichen kristallinen Leistungen zunehmen.[16] Somit ist ersichtlich, dass es bei den älteren Kollegen nicht um einen Leistungsverlust, sondern vielmehr um einen Leistungswandel im Altersverlauf handelt. Denn es gibt Fähigkeiten, die sich im Alter sowohl positiv als auch negativ entwickeln oder gar nicht verändern.

---

[14] Vgl. Kobi 1999, S. 120.
[15] Vgl. Kerschbaumer 2008, S. 70.
[16] Vgl. Langhoff 2009, S. 37.

3.2.1 Zunehmende Leistungsfähigkeit

Es gibt eine Reihe von Fähigkeiten, die oft erst im Laufe der Lebens- und Arbeitszeit erlernt werden bzw. erst durch die Lebenserfahrung gezielt eingesetzt werden können. Ältere Menschen sind ausgeglichener und gelassener. Sie können die Mitglieder eines Teams in Problemfällen beruhigen und strahlen Selbstsicherheit aus. Sie besitzen Erfahrungswissen, welches sie sich in den Jahren angeeignet haben und sind verantwortungsbewusster. Ihre Kommunikationsfähigkeit und sprachliche Geübtheit hat in den Jahren ebenfalls zugenommen. Ebenso gehören zu Ihren Stärken, dass Sie Ihre Fähigkeiten besser einschätzen können, toleranter und kooperativer sind. Sie können Konflikte besser meistern und Situationen mit argumentativen Aussagen besser untermauern. Des Weiteren nehmen in den Jahren das Qualitäts- und Sicherheitsbewusstsein sowie das dispositive Denken, soziale Kompetenz und prozessübergreifende Fähigkeiten wie Genauigkeit und Geübtheit zu.[17]

3.2.2 Abnehmende Fähigkeiten

Im Laufe des Alters gibt es auch Fähigkeiten, die schlechter werden. Hierbei handelt es sich vor allem um körperliche Einschränkungen. Ältere Menschen verlieren im Laufe der Jahre an Muskelkraft und sind in Ihrer Beweglichkeit eingeschränkt. Sie werden schwächer und können kraftvolle Tätigkeiten nicht mehr so gut meistern. Ebenso nimmt die Widerstandsfähigkeit bei Belastungen ab und Sie sind unaufmerksamer. Defizite ergeben sich auch beim Hör- und Sehvermögen im erhöhten Alter. Ebenso sind das Kurzzeitgedächtnis und das Fassungsvermögen für das Arbeitsgedächtnis eingeschränkt. Um neue Informationen, worin keine Beständigkeit besteht, zu verarbeiten, benötigen ältere Arbeitnehmer ebenfalls mehr Zeit als die jüngeren Kollegen.[18]

3.2.3 Gleichbleibende Leistungsfähigkeit

Wo es zu- und abnehmende Leistungsfähigkeiten im Laufe des Alters gibt, gibt es ebenfalls Fähigkeiten, die sich in den Jahren nicht verändern. Dazu gehören vor allem die psychischen Leistungsfähigkeiten, wie beispielsweise die Kreativität und Zielorientierung der Arbeitneh-

---

[17] Vgl. Preißing 2010, S. 155.
[18] Vgl. Preißing 2010. S. 155.

mer. Ebenso bleiben die Kooperationsfähigkeit, die psychische Ausdauer und die Konzentration weitestgehend vom Alter unberührt.[19]

4 Untersuchung der Automobilbranche

In diesem Kapitel wird untersucht, inwieweit Unternehmen das Gesundheitsmanagement in den betrieblichen Strukturen eingebunden haben, um den demografischen Wandel entgegenzuwirken. Als Untersuchungsbeispiel dient die Automobilbranche, da die meisten Arbeitnehmer in Deutschland in dieser Branche tätig sind. Als Unternehmen wird die „BMW Group" untersucht, da BMW bereits vor zehn Jahren ein umfassendes Projekt auf den Weg gebracht hat, um den demografischen Wandel effizient zu begegnen.[20]

Die BMW Group besteht aus den drei Produktmarken BMW, MINI, Rolls-Royce Motor Cars, BMW Motorrad sowie etliche Dienstleistungsmarken.[21] Im Jahr 2016 erzielte die BMW Group ein Konzernergebnis vor Steuern in Höhe von 9,6 Mrd. EUR und lieferte über 2,3 Millionen Fahrzeuge weltweit aus. Insgesamt beschäftigt BMW über 124 000 Mitarbeiter weltweit.[22]

4.1 Herausforderungen für Unternehmen

Unternehmen wie BMW haben die Verschiebung der Altersstruktur erkannt und sich auf die deutlich alternde Belegschaft eingestellt. BMW hat im Jahr 2004 ein umfassendes Programm konzipiert, dass den demografischen Wandel proaktiv begegnen soll, um die Wettbewerbsfähigkeit mit der zukünftigen Belegschaft aufrechtzuerhalten. Im Fokus des Projekts steht der Leitgedanke, die Leistungsfähigkeit der durchschnittlich älteren Belegschaft zu nutzen und gezielt zu fördern. Unter den Leistungsaspekten zählt beispielsweise der große Erfahrungsschatz, hohe Loyalität und ein starkes Qualitäts- und Pflichtbewusstsein.[23]

---

[19] Vgl. Preißing 2010, S. 155.
[20] Vgl. BMW Group 2011, S. 5.
[21] Vgl. BMW Group 2017, o. S.
[22] Vgl. BMW Group 2016, S. 5.
[23] Vgl. BMW 2011, S. 1.

4.2 Maßnahmen der Unternehmen

Das konzipierte Projekt wurde im Jahr 2007 unter dem Namen „Heute für morgen" gleichzeitig mit dem Pilotprojekt des Dingolfinger BMW Werk 2.1 „Produktionssystem 2017" gestartet. BMW hat mit dem Pilotprojekt die Kernelemente herausgearbeitet, die notwendig sind, um mit einer älteren Belegschaft zu arbeiten. Des Weiteren hat BMW erarbeitet, durch welche Maßnahmen die Leistungsfähigkeit der Mitarbeiter gefördert und erhalten werden kann.[24]

Für das Pilotprojekt wurde an einer Montagelinie die durchschnittliche Altersstruktur der Belegschaft im Dingolfinger Werk künstlich von 39 auf 47 Jahre angehoben. Im Anschluss haben Führungskräfte und Mitarbeiter an einer Optimierung der Arbeitsplätze sowie der Arbeitsorganisation gearbeitet. Mitarbeiter und Führungskräfte wurden auf spezielle Themen wie Gesundheit und Alter in verschiedenen Workshops sensibilisiert. Das Ergebnis des Pilotprojekts besteht aus vielen Einzelmaßnahmen, die sich auf das Arbeitsumfeld und auf Arbeitszeitmodelle beziehen.[25]Aus diesen Ergebnissen hat BMW wichtige Bausteine für das Projekt „Heute für morgen", die hauptsächlich in der Produktion angewendet werden sollen.

Tabelle 1: Bausteine des Projekts „Heute für morgen"

Bausteine	Inhalt
Arbeitsumfeld	Arbeitsplatzgestaltung, Entlastung des physischen und psychischen Befindens, Arbeitszeitmodelle.
Gesundheit und Prävention	Aktive und passive Erholung, Ruheräume, Physiotherapie vor Ort, gesunde Speiseangebote, Schulungen zur Gesundheit.
Qualifizierung	Führungskräfte sensibilisieren auf gesundheitliche Themen, optimieren des Arbeitsumfeld zusammen mit den Mitarbeitern,
Austrittsmodelle	Bedarfsgerechte Altersaustrittsmodelle schaffen

Quelle: Eigene Darstellung in Anlehnung an BMW 2011; Econsense.de 2017.

Unter dem ersten Baustein „Arbeitsumfeld" gehört die Gestaltung der Arbeitsplätze, um sie vor körperlicher und psychischer Anstrengung und Belastung wie beispielsweise Höhen oder

---

[24] Vgl. BMW 2011, S. 2.
[25] Vgl. BMW 2011, S. 2.

Gewichte zu bewahren. In diesem Zusammenhang müssen auch die Arbeitszeitmodelle altersgerecht und sozialverträglich gestaltet werden, darunter zum Beispiel Teilzeitangebote.[26] Des Weiteren geht es um die intelligente Gestaltung des Gesamtsystems und der Sicherstellung von sozialen Kontakten durch beispielsweise kollektive Pausen.[27]

Das nächste Handlungsfeld betrifft die Gesundheit und Präventionsmaßnahmen. Es geht darum, Angebote zur aktiven und passiven Erholung zu bieten. Darunter sind leichte sportliche Übungsangebote sowie Ruheräume gemeint. Des Weiteren bietet die BMW Group eine Physiotherapie vor Ort an, damit sich Mitarbeiter bezüglich ihrer Motorik präventiv beraten lassen können. Außerdem werden gesunde Speisen in den Kantinen angeboten sowie Schulungen bzw. Seminarangebote zu den Themen Gesundheit, Bewegung und des biologischen Alters. Die Mitarbeiter lernen in den Seminaren, wie sie privat und beruflich auf körperliche Fitness und mentale Ausgeglichenheit zu achten haben. Über die Betriebskrankenkasse werden spezielle Vorsorgeuntersuchungen angeboten, bei denen sich alle Mitarbeiter auf ihre Gesundheit untersuchen lassen können. Die Mitarbeiter erhalten unter der Wahrung datenschutzrechtlicher Bestimmungen ein Gesundheitsprofil. Dadurch ist der Mitarbeiter über seine Gesundheit informiert und BMW kann aufgrund der anonymisierten Daten zielgruppenspezifische Maßnahmen ableiten.[28]

Der dritte große Block betrifft die Qualifizierung der Mitarbeiter und der Führungskräfte. Letztere sollen soweit sensibilisiert werden, dass sie die körperlichen und mentalen Belastungen ihrer Mitarbeiter erkennen können. Die Führungskräfte sollen aus ihren Erkenntnissen zusammen mit den Mitarbeitern Lösungen erarbeiten, um Belastungen des Mitarbeiters zu vermeiden. Dazu ist es notwendig, dass die Führungskräfte zugänglich sind und das notwendige Wissen besitzen, wie sie Belastungen bei ihren Mitarbeitern erkennen können. Es spezielles Trainingskonzept für die Führungskräfte zeigt, welche Chancen und Risiken die demografische Entwicklung besitzt und wie diese zum Vorteil genutzt werden können. Führungskräfte

---

[26] Vgl. BMW 2011, S. 4.
[27] Vgl. BMW 2011, S. 4.
[28] Vgl. BMW 2011, S. 4; Econsense.de 2017, o. S.

sollen dafür Sorge tragen, dass alle Mitarbeiter, egal welchen Alters, ihre Arbeit motiviert nachgehen.[29]

Das letzte Handlungsfeld betrifft die Gestaltung des Austritts aus dem Arbeitsleben. BMW erarbeitet zusammen mit dem Betriebsrat Austrittsmodelle, die bedarfsgerecht und sozialverträglich für die älteren Mitarbeiter konzipiert wurden. Nicht jeder Mitarbeiter kann körperlich oder psychisch die dauernde Belastung am Arbeitsplatz ertragen. Durch die Austrittsmodelle können sich die Mitarbeiter ihre Lebensplanung nach ihren Bedürfnissen ausrichten.[30]

Neben diesen Handlungsfeldern hat die BMW Group dafür gesorgt, dass sich alle Mitarbeiter im Intranet über eine Plattform über Gesundheit, Weiterbildungsangebote, Arbeitsumfeld und finanzielle Vorsorge informieren können. Das Angebot im Intranet wird redaktionell gepflegt und durch aktuelle Beiträge zu den Handlungsfeldern stetig erweitert.[31]

5 Diskussion und Verbesserungsvorschläge

Das Unternehmen Anpassungen an Organisation, Struktur und internen Prozessen vornehmen müssen, um durch den demografischen Wandel nicht an Wettbewerbsfähigkeit zu verlieren, ist abzusehen. Die BMW Group hat umfangreiche Maßnahmen definiert und in verschiedene Bereiche konsolidiert, die durch Beiträge im Intranet immer weiter ausgebaut und verfeinert werden. Durch die dynamische Gestaltung und Anpassung der Maßnahmen, die aus den Erfahrungen der Mitarbeiter und Führungskräfte hinzugewonnen werden, kann es gelingen, die Potentiale, der der demografischen Wandel mit sich bringt, zu nutzen. Jeder Mitarbeiter, ob jung oder alt, besitzt Stärken und Schwächen. BMW hat erkannt, dass die Schwächen der älteren Belegschaft durch Anpassung der Organisation und des Arbeitsumfeldes ausgeglichen werden können. Die Stärken der älteren Mitarbeiter, wie der umfangreiche Erfahrungsschatz und das Qualitätsbewusstsein bleibt dadurch im Unternehmen länger erhalten und kann an die jüngeren Mitarbeiter übertragen werden. Wichtig ist auch, dass die Motivation der Mitarbeiter konstant bleibt und nicht sinkt, da üblicherweise dadurch die Qualität der Arbeitsergebnisse sinkt und für die Unternehmen ein Mehraufwand durch Qualitätsmängel etc. auftreten kann.

---

[29] Vgl. BMW 2011, S. 5; Econsense.de 2017, o. S.
[30] Vgl. Econsense.de 2017, o. S.
[31] Vgl. Econsense.de 2017, o. S.

Außerdem kann sich Demotivation, ob gewollt oder ungewollt, auf andere Mitarbeiter übertragen. BMW passt seine Prozesse und Strukturen an den Menschen, denn der Mensch ist letztendlich die treibende Kraft, die die Wirtschaftlichkeit von Unternehmen sicherstellt.

Ein Verbesserungsvorschlag bezieht sich auf die Ausgestaltung der Intranetseite. In Zeiten von Social Media, Digitalisierung und Vernetzung wäre es erstrebenswert, wenn die Mitarbeiter im Intranet über ein Portal sich untereinander aktiv austauschen können. Dort könnten sie sich beispielsweise über Seminare austauschen oder untereinander Ratschläge und Tipps zu Bewältigungsstrategien ihrer Tätigkeiten diskutieren. Des Weiteren wäre wünschenswert, wenn durch einen externen Beobachter die Arbeitsplatzumgebung der Mitarbeiter neutral betrachtet und untersucht wird. Oft betrachten externe Beauftrage die Situation aus einer anderen Perspektive und verfügen über bessere Qualifikationen bezüglich gesundheitlicher und ergonomischer Themen. Die Mitarbeiter nehmen gegebenenfalls die gesundheitlich wichtigen Informationen von externen, neutralen Spezialisten besser auf als von den eigenen Führungskräften. Nachteilig hingegen sind die entstehenden Kosten der externen Beauftragung. Für BMW und andere Unternehmen in ähnlichen Situationen sollte jedoch die gesundheitliche Fürsorge der Mitarbeiter einiges wert sein.

6 Zusammenfassung und Ausblick

Mit dieser Arbeit konnte gezeigt werden, dass der demografische Wandel unaufhaltsam ist und Unternehmen in besonderer Weise betrifft. Unternehmen müssen sich dem demografischen Wandel anpassen, müssen Maßnahmen ergreifen, damit sie für die jungen Arbeitnehmer und für die älteren Arbeitnehmer attraktive Arbeitsplätze zur Verfügung stellen können. Sollte dies nicht gelingen, entsteht Demotivation in der Belegschaft, was sich unter den Betroffenen schnell ausbreiten kann. Unternehmen haben erkannt, dass Anpassungen im Unternehmen notwendig sind, um ältere Mitarbeiter bedienen zu können. Die BMW Group hat dazu einige Handlungsfelder erarbeitet, die sich unter anderen mit der Arbeitsplatzgestaltung, der Sensibilisierung von Führungskräften, gesundheitlicher Speisen und der aktiven sowie passiven Erholung beschäftigen. Diese Maßnahmen sind die richtigen Ansätze, um Jung und Alt in Unternehmen gleichzeitig beschäftigen zu können. Jedoch ist im Beispiel von BMW erkennbar, dass das Unternehmen versucht, durch interne Kräfte die Maßnahmen umzusetzen. Eine neutrale Person aus einem externen Beratungs- oder Coachingunternehmen betrachtet die Situation aus einer anderen Perspektive und kann Missstände in der Regel leichter entdecken. Des Weiteren wäre ein aktiver Austausch der Betroffenen in einer Intranetplattform sinnvoll, der gegebenenfalls weltweit erfolgen kann. Dadurch können Erfahrungen aus anderen Werken schneller und leichter diskutiert werden.

Inwieweit die vorhandenen Konzepte Wirkung zeigen, wird die Zukunft lehren. Die richtigen Schritte werden von BMW verfolgt und durch eine ständige Überarbeitung verfeinert. Andere Unternehmen werden wahrscheinlich gleichsame Konzepte erarbeitet und auf dem Weg gebracht haben. Vorstellbar ist weiterhin, dass sich Unternehmen in einem Branchentreffen über ihre Maßnahmen und Konzepte zur Begegnung des demografischen Wandels austauschen, um gegebenenfalls Synergieeffekte zu nutzen und über Erfolg und Misserfolg bezüglich ihrer Maßnahmen zu diskutieren.

Literaturverzeichnis

Althauser, Ulrich; Schmitz, Marcus; Venema, Charlotte (2008): Demografie – Engpass Personal. Antworten, Strategien und Konzepte im Umgang mit knappen Ressourcen. Köln: Wolters Kluwer Deutschland GmbH.

BMW Group (2011): Konzernkommunikation und Politik. Hintergrundinformationen zum BMW Group Demographie-Projekt „Heute für morgen". Presse-Information 16. Februar 2011. URL: https://www.bmwgroup.com/content/dam/bmw-group-web sites/bmwgroup_com/responsibility/downloads/de/2011/Heute_fuer_morgen.pdf [Stand: 15.08.2017]

BMW Group (2016): BMW Nachhaltigkeitsbericht 2016. URL: https://www.bmwgroup.com/ content/dam/bmw-group-websites/bmwgroup_com/ir/downloads/de/2016/BMW-Group-Nachhaltigkeitsbericht-2016--DE.pdf [Stand: 18.08.2017]

BMW Group (2017): BMW Group Marken. URL: https://www.bmwgroup.com/de/ marken.html [Stand: 18.08.2017]

Happe, Guido (2007): Personalbetrachtung und Personalbeschaffung: demografische Perspektiven, in: Guido, Happe (Hrsg.): Demografischer Wandel in der unternehmerischen Praxis. Mit Best-Practice-Berichten. Wiesbaden: Betriebswirtschaftlicher Verlag Dr. Th. Gabler/ GWV Fachverlage GmbH, S. 185-197.

Hauff, Sven (2010): Früherkennung im Human Resource Management; Soziokulturelle Entwicklungen und die Antizipierbarkeit von Personalrisiken. München und Mering: Rainer Hampp Verlag.

Kerschbaumer, Judith et al. (2008): Ältere Arbeiternehmerinnen und Arbeitnehmer, Perspektiven und Chancen für Beschäftigte und Unternehmen. Frankfurt am Main: Bund-Verlag GmbH.

Kobi, Jean-Marcel (1999): Personalrisikomanagement – Eine neue Dimension im Human Resource Management: Strategien zur Steigerung des People Value. Wiesbaden: Betriebswirtschaftlicher Verlag Dr. Th. Gabler GmbH.

Langhoff, Thomas (2009): Den demographischen Wandel im Unternehmen erfolgreich gestalten. Eine Zwischenbilanz aus arbeitswissenschaftlicher Sicht. Berlin Heidelberg: Springer-Verlag.

Fuchs, Johann; Dörfler Katrin (2005): IAB Forschungsbericht; Projektion des Erwerbspersonenpotenzials bis 2050. Annahmen und Datengrundlagen. URL: http://doku.iab.de /forschungsbericht/2005/fb2505.pdf [Stand: 15.08.2017]

Sporket, Mirko (2011): Organisationen im demographischen Wandel. Altersmanagement in der betrieblichen Praxis. Wiesbaden: VS Verlag für Sozialwissenschaften/Springer Fachmedien Wiesbaden GmbH.

Statistisches Bundesamt (2009): Bevölkerung Deutschlands bis 2060. 12. koordinierte Bevölkerungsvorausberechnung. URL: https://www.destatis.de/DE/Publikationen/Thematisch/Bevoelkerung/VorausberechnungBevoelkerung/Bevoelkerung Deutschland2060Presse5124204099004.pdf [Stand: 06.08.2017]

Statistisches Bundesamt (2011): Ältere Menschen in Deutschland und der EU. URL: https://www.destatis.de/DE/Publikationen/Thematisch/Bevoelkerung/Bevoelkerungsstand/BlickpunktAeltereMenschen1021221119004.pdf [Stand: 03.08.2017]

Statistisches Bundesamt (2012): Alter im Wandel. URL: https://www.destatis.de/DE/Publikationen/Thematisch/Bevoelkerung/Bevoelkerungsstand/Blickpunkt AeltereMenschen1021221119004.pdf [Stand: 10.08.2017]

Statistisches Bundesamt (2013): Zensus 2011: 80,2 Millionen Einwohner lebten am 09. Mai 2011 in Deutschland. Rund 1,5 Millionen Einwohner weniger als bislang angenommen. URL: https://www.destatis.de/DE/PresseService/Presse/Presse mitteilungen/2013/05/PD13_188_121.html, Pressemitteilung Nr. 188 vom 31.05. 2013. [Stand: 05.08.2017]

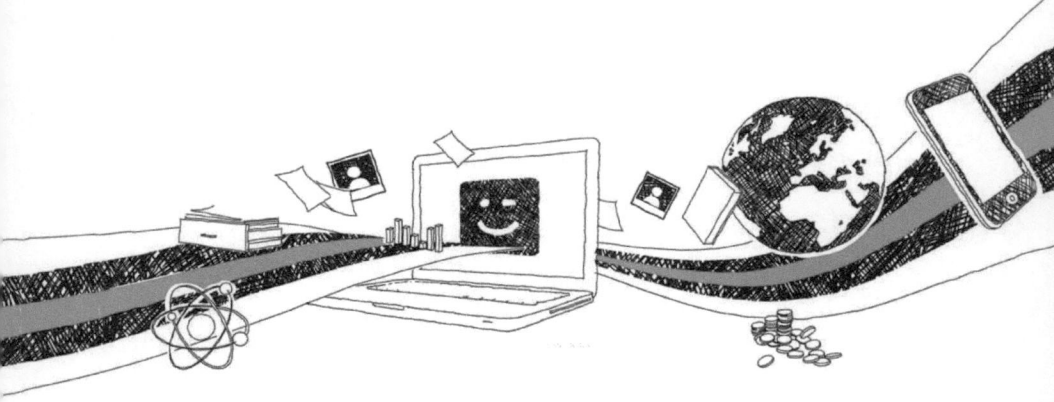
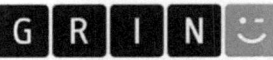